MW01230466

Einfaches Keto-Diät-Kochbuch Für Einsteiger

Der Beste Leitfaden Für Anfänger Zum Kochen Und Genießen Von Günstigen Und Leckeren Ketogenen Rezepten

Maggie Rogers

Franka Simon

Tabelle of Inhalt

SMOOTHIES & BREAKFAST RECIPES 10

Juicy & Tender Gebackene Schweinekoteletts 11

Kürbis-Chaffles mit Choco Chips...13

Cranberry Kokos-Smoothie..15

Cremige Erdbeere Avocado Smoothie...16

Choco Waffel mit Frischkäse...17

Speck, Ei & Avocado Chaffle Sandwich.......................................19

Open-Faced Schinken & Grüne Bell Pepper Chaffle Sandwich..........21

SCHWEINE-, RIND- & LAMMREZEPTE.....................................23

Köstliches Hackfleisch..24

FLEISCHLOSE MAHLZEITEN 26

Gebratener Brokkoli...27

FISCH & FISCH REZEPTE...29

Köstliche Meeresfrüchte Dip...30

DESSERTS & DRINKS...32

Zimt Mandelkugeln 32

SOUPS, STEWS & SALADS..34

Cremige Krabbe Dip Suppe...35

FRÜHSTÜCK REZEPTE 37

Low Carb Detox Tee...37

BRUNCH & DINNER...38

Chia Spinat Pfannkuchen 39

APPETIZERS UND DESSERTS 41

Collard Greens mit Burst Cherry Tomatoes 41

Pepper Jack Brussels Sprouts...43

Brokkoli-Fritter mit Cheddar-Käse..45

Gebräunte Butter Kürbis Latte 47

Basilikum Parmesan Tomaten 49

Gebratene würzige Knoblauch AuberginenScheiben......................51

Buttery Beef Curry...41

VEGAN & VEGETARISCH 42

Gebackene Mini Bell Peppers 42

FRÜHSTÜCK REZEPTE...44

Köstliche Tofu Fries 44

SCHWEINE- UND RINDFLEISCHREZEPTE 46

Senf Rindfleisch Steaks..46

FISCHREZEPTE..48

Kabeljau Kokoscurry..48

Gesunder Chia-Mandel Pudding..50

HÜHNER- UND GEFLÜGELREZEPTE 51

Gebratenes Huhn mit Herbed Butter 51

Gemüsesalat 53

Köstliche Kohlsteaks..55

ABENDESSEN REZEPTE...56

Blumenkohl Spargelsuppe..56

Kräuter Spaghetti Squash...58

DESSERT-REZEPTE...60

Mandelbutter Brownies 60

FRÜHSTÜCK REZEPTE...61

Frühstück Pizza...61

LUNCH RECIPES 64

Avocado Hühnersalat 64

Blumenkohl Zucchini Fritters..66

ABENDESSEN REZEPTE...68

Huhn Kebab..68

Kürbisriegel 72

Kuchen..74

Kürbis-Käsekuchen...74

SÜßIGKEITEN: ANFÄNGER 77

Schokoladen-Süßigkeiten...77

COOKIES: ANFÄNGER 79

Knusprige Shortbread Cookies..79

UNGEWÖHNLICHE LECKERE MEAL RECIPES..81

Auberginen-Burger..81

Anfänger: Köstlicher Ricotta-Kuchen...83

SNACK-REZEPTE...85

Schokolade Brownie Cookies 85

GEFRORENES DESSERT: ANFÄNGER..87

Perfekte Minze Eiscreme..87

FRÜHSTÜCK REZEPTE..89

Chile Kuchen Füllung 89

Anfänger: Gesimmertes Knoblauchbrot..91

Basil Ikon-Pesto-Brot...93

Abendessen..95

Blumenkohl Gratin 95

LUNCH RECIPES..97

Cloud-Brot...97

Prosciutto, Rosmarin und Pfefferbrot..98

SNACKS REZEPTE... 101

Anfänger: Brot.. 101

Keto Ciabatta.. 101

Cracker mit Flachssamen... 103

DAS KETO MITTAGESSEN 105

Donnerstag: Mittagessen: Schinken und Brie Platte 105

KETO BEIM ABENDESSEN 107

Donnerstag: Abendessen: Unterwegs Hühnerflügel mit grünen Bohnen........ 107

SMOOTHIES & BREAKFAST RECIPES

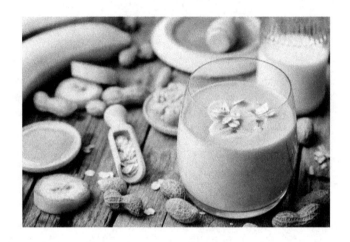

Juicy & Tender Gebackene Schweinekoteletts

Zubereitungszeit: 10 Minuten Kochzeit: 35 Minuten

Servieren: 4

Zutaten:

- 4 Schweinekoteletts, ohne Knochen
- 2 EL Olivenöl
- 1/2 TL italienische Würze
- 1/2 TL Paprika
- 1/2 TL Knoblauchpulver
- 1/4 TL Pfeffer
- 1/2 TL Meersalz

Wegbeschreibungen:

1. Den Ofen auf 375 F vorheizen.
2. In einer kleinen Schüssel Knoblauchpulver, Paprika, italienische Würze, Pfeffer und Salz vermischen.
3. Schweinekoteletts mit Öl bürsten und mit Knoblauchpulvermischung reiben.
4. Schweinekoteletts auf ein Backblech legen und im vorgeheizten Ofen 30-35 Minuten backen.

5. Servieren und genießen.

Nährwert (Betrag pro Portion):

Kalorien 320

Fett 27 g

Kohlenhydrate 0,5 g

Zucker 0,2 g

Protein 18 g

Cholesterin 69 mg

Kürbis-Chaffles mit Choco Chips

Zubereitungszeit: 5 Minuten

Kochzeit: 12 Minuten

Portionen: 3

Zutaten:

- 1 Ei
- 1/2 Tasse geschredderter Mozzarella-Käse
- 4 Teelöffel pürierter Kürbis
- 1/4 Teelöffel Kürbiskuchen Gewürz
- 2 Esslöffel Süßstoff
- 1 Esslöffel Mandelmehl
- 4 Teelöffel Schokoladenchips (zuckerfrei)

Methode:

1. Schalten Sie Ihren Waffelmacher ein.
2. In einer Schüssel das Ei schlagen und den pürierten Kürbis unterrühren.
3. Gut mischen.
4. Fügen Sie den Rest der Zutaten nacheinander hinzu.
5. Gießen Sie 1/3 der Mischung zu Ihrem Waffelhersteller.
6. Kochen Sie für 4 Minuten.
7. Wiederholen Sie die gleichen Schritte mit der verbleibenden Mischung.

Nährwert:

- Kalorien 93

- Gesamtfett 7 g

- Gesättigte Fettsäuren 3 g

- Cholesterin 69 mg

- Natrium 138 mg

- Kalium 48 mg

- Gesamtkohlenhydrat 2 g

- Ballaststoffe 1 g

- Protein 7 g

- Gesamtzucker 1 g

Cranberry Kokos-
Smoothie

Zubereitungszeit: 5 Minuten Kochzeit: 5 Minuten

Servieren: 1

Zutaten:

- 1 Tasse ungesüßte Kokosmilch
- 1 EL MCT-Öl
- 1 TL Erythritol
- 1/2 Tasse frische Preiselbeeren

Wegbeschreibungen:

- Fügen Sie alle Zutaten in den Mixer und mischen, bis glatt.
- Servieren und genießen.

Nährwert (Betrag pro Portion):

Kalorien 175

Fett 18 g

Kohlenhydrate 12 g

Zucker 7 g

Protein 0 g

Cholesterin 0 mg

Cremige Erdbeere

Avocado

Smoothie

Zubereitungszeit: 5 Minuten Kochzeit: 5 Minuten
Servieren: 2

Zutaten:

- 2/3 Tasse Erdbeeren
- 1/2 Tasse Eis
- 5 Tropfen flüssiges Stevia
- 1 EL Limettensaft
- 1 1/2 Tassen ungesüßte Kokosmilch
- 1 Avocado

Wegbeschreibungen:

1. Fügen Sie alle Zutaten in den Mixer und mischen, bis glatt.
2. Servieren und genießen.

Nährwert (Betrag pro Portion):

Kalorien 243

Fett 21,7 g

Kohlenhydrate 13,3 g

Zucker 2,9 g

Protein 2,2 g

Cholesterin 0g

Choco Waffel mit Frischkäse

Zubereitungszeit: 5 Minuten

Kochzeit: 8 Minuten

Portionen: 2

Zutaten:

Choco Chaffle

- 2 Esslöffel Kakaopulver
- 1 Esslöffel Mandelmehl
- 1/4 Teelöffel Backpulver
- 2 Esslöffel Süßstoff
- 1 Ei, geschlagen
- 1/2 Teelöffel Vanilleextrakt
- 1 Esslöffel schwere Schlagsahne

Zuckerguss

- 2 Esslöffel Frischkäse
- 2 Teelöffel Süßwarenzucker (swerve)
- 1/8 Teelöffel Vanilleextrakt
- 1 Teelöffel schwere Sahne

Methode:

1. Kombinieren Sie alle Choco Spreu Zutaten in einer großen Schüssel, die nassen Zutaten zuletzt hinzufügen.
2. Gut mischen.
3. Schließen Sie Ihren Waffelhersteller an.

4. Gießen Sie die Hälfte der Mischung in das Gerät.
5. Schließen und kochen für 4 Minuten.
6. Kochen Sie die andere Waffel.
7. Während des Wartens, machen Sie Ihre Frosting durch Zugabe von Frischkäse zu einer hitzebeständigen Schüssel.
8. In die Mikrowelle stellen.
9. Mikrowelle für 8 Sekunden.
10. Verwenden Sie einen Mixer, um den Frischkäse mit den restlichen Frostzutaten zu mischen.
11. Verarbeiten, bis flauschig.
12. Die Frostung auf der Spreu verteilen.
13. Setzen Sie eine weitere Waffel auf.
14. Pfeifen Sie den Rest der Frostung auf der Spitze der Spreu.
15. **Schneiden und servieren.**

Nährwert:

- Kalorien 151
- Gesamtfett 13 g
- Gesättigte Fettsäuren 6 g
- Cholesterin 111 mg
- Natrium 83 mg
- Kalium 190 mg
- Gesamt kohlenhydratreiche 5 g
- Ballaststoffe 2 g
- Protein 6 g
- Gesamtzucker 1 g

Speck, Ei & Avocado Chaffle Sandwich

Zubereitungszeit: 5 Minuten

Kochzeit: 10 Minuten

Portionen: 2

Zutaten:

- Kochspray
- 4 Scheiben Speck
- 2 Eier
- 1/2 Avocado, püriert
- 4 einfache Spreuen
- 2 Blätter Salat

Methode:

1. Beschichten Sie Ihre Pfanne mit Kochspray.
2. Kochen Sie den Speck bis golden und knackig.
3. In einen mit Papiertuch gefütterten Teller geben.
4. Die Eier in die gleiche Pfanne knacken und fest kochen.
5. Drehen und kochen, bis das Eigelb gesetzt ist.
6. Die Avocado auf der Spreu verteilen.
7. Top mit Salat, Ei und Speck.
8. Top mit einer anderen Spreu.

Nährwert:

- Kalorien 372

- Fett insgesamt 30.1g

- Gesättigte Fettsäuren 8.6g

- Cholesterin 205mg

- Natrium 943mg

- Kohlenhydrate insgesamt 5.4g

- Ballaststoffe 3.4g

- Zucker insgesamt 0.6g

- Protein 20.6g

Kalium 524mg

Open-Faced

Schinken & Grüne

Bell Pepper

Chaffle Sandwich

Zubereitungszeit: 10 Minuten

Kochzeit: 10 Minuten

Portionen: 2

Zutaten:

- 2 Scheiben Schinken
- Kochspray
- 1 grüne Paprika, in Streifen geschnitten
- 2 Scheiben Käse
- 1 Esslöffel schwarze Oliven, entsteint und in Scheiben geschnitten
- 2 einfache Spreuen

Methode:

1. Kochen Sie den Schinken in einer Pfanne, die bei mittlerer Hitze mit Öl überzogen ist.
2. Als nächstes kochen Sie die Paprika.
3. Montieren Sie das offene Sandwich, indem Sie jede Spreu mit Schinken und Käse, Paprika und Oliven bedecken.
4. Im Ofen anrösten, bis der Käse etwas geschmolzen ist.

Nährwert:

- Kalorien 365
- Fett insgesamt 24.6g
- Gesättigte Fettsäuren 13.6g
- Cholesterin 91mg
- Natrium 1154mg
- Kalium 440mg
- Gesamt Kohlenhydrate 8g
- Ballaststoffe 2.6g
- Protein 24.5g

Zucker insgesamt 6.3g

SCHWEINE-, RIND-
& LAMMREZEPTE

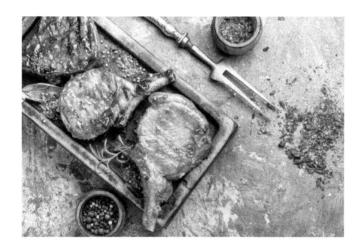

Köstliches

Hackfleisch

Zubereitungszeit: 10 Minuten Kochzeit: 20 Minuten

Servieren: 3

Zutaten:

- 14 oz hackfleischtes Schweinefleisch
- 1/4 Tasse grüne Paprika, gehackt
- 1/2 Zwiebel, gehackt
- 2 EL Wasser
- 1/4 TL Kreuzkümmelpulver
- 3/4 Tasse Ketchup, zuckerfrei
- 1/2 EL Olivenöl
- Pfeffer
- Salz

Wegbeschreibungen:

1. Öl in der Pfanne bei mittlerer Hitze erhitzen.
2. Pfeffer und Zwiebel zugeben und anbraten, bis sie erweichen.
3. Fleisch, Pfeffer, Kreuzkümmelpulver und Salz zugeben und kochen, bis sie gebräunt sind.
4. Wasser und Ketchup zugeben und gut umrühren. Zum Kochen bringen.
5. Servieren und genießen.

Nährwert (Betrag pro Portion):

Kalorien 275

Fett 7 g

Kohlenhydrate 14 g

Zucker 13 g

Protein 36 g

Cholesterin 95 mg

FLEISCHLOSE MAHLZEITE

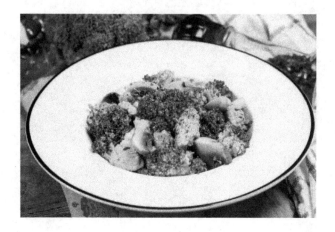

Gebratener Brokkoli

Zubereitungszeit: 10 Minuten Kochzeit: 15 Minuten

Servieren: 4

Zutaten:

- 2 lbs Brokkoli, in Röschen geschnitten
- 3 EL Olivenöl
- 1 EL Zitronensaft
- 1/4 Tasse Parmesankäse, gerieben
- 1/4 Tasse Mandeln, in Scheiben geschnitten und geröstet
- 3 Knoblauchzehen, in Scheiben geschnitten
- 1/2 TL Paprikaflocken
- 1/4 TL Pfeffer
- 1/4 TL Salz

Wegbeschreibungen:

1. Den Ofen auf 425 F vorheizen.
2. Brokkoli, Pfeffer, Salz, Knoblauch und Öl in einer großen Schüssel zugeben und gut werfen.
3. Brokkoli auf Backblech verteilen und 20 Minuten braten.
4. Zitronensaft, geriebener Käse, Paprikaflocken und Mandeln über Brokkoli geben und gut werfen.

5. Servieren und genießen.

Nährwert (Betrag pro Portion):

Kalorien 205

Fett 16 g

Kohlenhydrate 13 g

Zucker 3 g

Protein 7,5 g

Cholesterin 6 mg

FISCH & FISCH REZEPTE

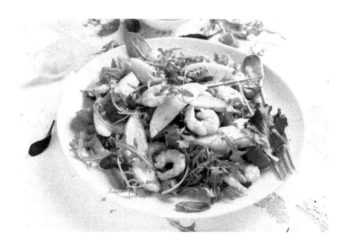

Köstliche

Meeresfrüchte

Dip

Zubereitungszeit: 10 Minuten Kochzeit: 30 Minuten

Servieren: 16

Zutaten:

- 1/2 LB Garnelen, gekocht
- 4 unkanne grüne Chilischoten
- 2 Tassen Pfeffer Jack Käse
- 4 un Frischkäse
- 1/2 TL alte Lorbeerwürze
- 2 Knoblauchzehen, gehackt
- 1/2 Tasse Spinat, gehackt
- 1/2 Tasse Zwiebel, gehackt
- 2 EL Butter
- 4 Oz Krabbenfleisch

Wegbeschreibungen:

1. Den Ofen auf 425 F vorheizen.
2. Butter in einer Pfanne bei mittlerer Hitze schmelzen.
3. Knoblauch, alte Lorbeerwürze, Spinat, Krabbenfleisch, Chilischoten und Garnelen zugeben und 4-5 Minuten kochen.
4. 1 Tasse Pfefferkäse und Frischkäse zugeben.

5. Top mit Restkäse und backen für 20 Minuten.

6. Servieren und genießen.

Nährwert (Betrag pro Portion):

Kalorien 63

Fett 4 g

Kohlenhydrate 1 g

Zucker 0,2 g

Protein 5 g

Cholesterin 45 mg

DESSERTS & DRINKS

Zimt Mandelkugeln

Zubereitungszeit: 10 Minuten Kochzeit: 5 Minuten

Servieren: 12

Zutaten:

- 1 TL Zimt
- 3 EL Erythritol
- 1 1/4 Tasse Mandelmehl
- 1 Tasse Erdnussbutter
- Prise Salz

Wegbeschreibungen:

1. Alle Zutaten in die Rührschüssel geben und gut vermischen.
2. Bedecken und Schüssel in Kühlschrank für 30 Minuten legen.
3. Machen Sie kleine Biss Größe Ball aus Mischung und servieren.

Nährwert (Betrag pro Portion):

Kalorien 160

Fett 12 g

Kohlenhydrate 5 g

Zucker 1 g

Protein 6 g

Cholesterin 0 mg

SOUPS, STEWS
& SALADS

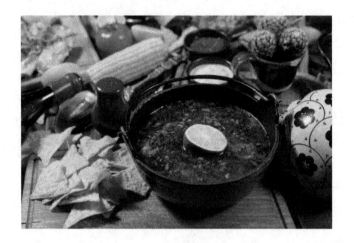

Cremige Krabbe Dip

Suppe

Zubereitungszeit: 10 Minuten Kochzeit: 5 Minuten

Servieren: 8

Zutaten:

- 1 Pfund Krabbenfleisch
- 1 Tasse Parmesankäse, gerieben
- 2 3/4 Tasse halb und halb
- 8 un Frischkäse
- 1 EL Bae Würze
- 1 EL Butter
- Pfeffer
- Salz

Wegbeschreibungen:

1. Butter in einem Topf bei mittlerer Hitze schmelzen.

2. Halb und halb und Frischkäse hinzufügen und rühren, bis cremig.

3. Käse hinzufügen und rühren, bis der Käse geschmolzen ist.

4. Krabbenfleisch hinzufügen und die Hitze auf niedrig stellen und kochen, bis Krabbenfleisch durcherhitzt ist.

5. Servieren und genießen.

Nährwert (Betrag pro Portion):

Kalorien 350

Fett 27 g

Kohlenhydrate 5 g

Zucker 2 g

Protein 20 g

Cholesterin 130 m

FRÜHSTÜCK REZEPTE

Low Carb Detox Tee

Serviert: 1

Vorbereitungszeit: 10 Min.

Zutaten

- 2 Esslöffel Apfelessig

- 1 Schaufel Stevia

- 1 Tasse Wasser

- 2 Esslöffel Zitronensaft

- 1 Teelöffel Zimt

Wegbeschreibungen

1. Wasser kochen und die restlichen Zutaten hinzufügen.

2. Gießen Sie in eine Tasse und servieren heiß.

Ernährungsmenge pro Portion

Kalorien 19

Gesamtfett 0.3g 0% gesättigtes Fett 0.3g 1% Cholesterin 0mg 0%

Natrium 15mg 1%

Kohlenhydrate insgesamt 2.8g 1% Ballaststoffe 1.3g 5%

Zucker insgesamt 0.8g Protein 0.3g

BRUNCH & DINNER

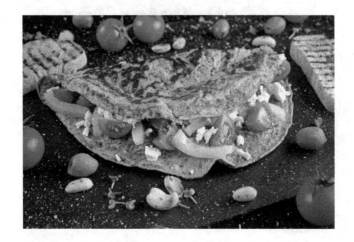

Chia Spinat

Pfannkuchen

Zubereitungszeit: 10 Minuten Kochzeit: 5 Minuten

Servieren: 6

Zutaten:

- 4 Eier

- 1/2 Tasse Kokosmehl

- 1 Tasse Kokosmilch

- 1/4 Tasse Chia Samen

- 1 Tasse Spinat, gehackt

- 1 TL Backpulver

- 1/2 TL Pfeffer

- 1/2 TL Salz

Wegbeschreibungen:

1. Eier in einer Schüssel bis schaumig verquirlen.

2. Kombinieren Sie alle trockenen Zutaten und fügen Sie in Ei-Mischung und Schneebesen, bis glatt. Spinat hinzufügen und gut rühren.

3. Gefettete Pfanne mit Butter und Hitze bei mittlerer Hitze.

4. Gießen Sie 3-4 Esslöffel Teig auf die Pfanne und machen Pfannkuchen.

5. Kochen Pfannkuchen bis leicht goldbraun von

beiden Seiten.

6. Servieren und genießen.

Nährwert (Betrag pro Portion):

Kalorien 111

Fett 7,2 g

Kohlenhydrate 6 g

Zucker 0,4 g

Protein 6,3 g

Cholesterin 110 mg

APPETIZERS UND DESSERTS

Collard Greens mit Burst Cherry Tomatoes

Serviert: 4

Vorbereitungszeit:

25 Min. Zutaten

- 1 Pfund Kragen Grüns

- 3 Streifen Speck, gekocht und knusprig

- 1/4 Tasse Kirschtomaten

- Salz und schwarzer Pfeffer, nach Geschmack

- 2 Esslöffel Hühnerbrühe

Anfahrt

1. Die Kragengrüns, Kirschtomaten und Hühnerbrühe in einen Topf geben und sanft umrühren.
2. Ca. 8 Minuten kochen und mit Salz und schwarzem Pfeffer abschmecken.
3. Kochen Sie für ca. 2 Minuten und rühren Sie den Speck.
4. Kochen Sie für ca. 3 Minuten und in eine Schüssel, um heiß zu servieren.

Nährwert pro Portion Kalorien

110

Fett insgesamt 7.6g 10%

Gesättigte Fettsäuren 2.3g 11%
Cholesterin 0mg 0%

Natrium 268mg 12%

Kohlenhydrate insgesamt 6.7g
2%

Ballaststoffe 3.9g 14% Ge-

samtzucker 0.3g

Protein 5.7g

Pepper Jack
Brussels Sprouts

Serviert: 9

Vorbereitungszeit:

20 Min. Zutaten

- 2 Pfund Rosenkohl, halbiert und gekocht

- 2 Esslöffel Knoblauch, gehackt

- 3 Tassen Pfeffer Jack Käse, geschreddert

- 2 Esslöffel Kokosöl

- 1 Tasse saure

Sahne Anfahrt

1. Öl in einer Pfanne bei mittlerer Hitze erhitzen und Knoblauch hinzufügen.
2. Ca. 1 Minute sauté und die saure Sahne und Pfeffer-Jack-Käse unterrühren.
3. Kochen Sie für ca. 5 Minuten bei mittlerer hitzearmer Hitze und fügen Sie Rosenkohl hinzu.
4. Gut umrühren und mit dem Deckel abdecken.
5. Kochen Sie für ca. 5 Minuten und in eine Schüssel zum Servieren geben.

Ernährungsmenge pro

Portion

Kalorien 274

Fett insgesamt 20.7g
27%

Gesättigte Fettsäuren

14.1g 70% Choleste-

rin 51mg 17%
Natrium 266mg 12%

Kohlenhydrate insgesamt
10.9g 4%

Ballaststoffe 3.8g 14%

Gesamtzucker 2.2g Pro-

tein 13.7g

Brokkoli-Fritter mit Cheddar-Käse

Serviert: 4

Vorbereitungszeit: 20 Min.

Zutaten

- 1 Tasse Cheddar-Käse, geschreddert
- 8 Unzen Brokkoli, gehackt, gedämpft und entwässert
- 2 große Eier, geschlagen
- 1 Esslöffel Avocadoöl
- 2 Esslöffel Haferfaser

Wegbeschreibungen

1. Brokkoli mit Cheddar-Käse, Eiern und Haferfaser in einer Schüssel vermischen.

2. Avocadoöl bei mittlerer Hitze in einer Antihaftpfanne erhitzen und die Brokkoli-Mischung in kleine Stücke geben.

3. Kochen Sie für ca. 5 Minuten auf beiden Seiten, bis gebräunt und auf eine Platte zum Servieren tellern.

Ernährungsmenge pro Portion

Kalorien 178

Gesamtfett 12.6g 16% gesättigte Fettsäuren 6.8g

34% Cholesterin 123mg 41%

Natrium 236mg 10%

Gesamt kohlenhydratreiche 5.3g 2% Ballaststoffe 2g 7%

Zucker insgesamt 1.4g Protein 12.1g

Gebräunte Butter

Kürbis Latte

Serviert: 2

Vorbereitungszeit: 10 Min.

Zutaten

- 2 Schüsse Espresso
- 2 Esslöffel Butter
- 2 Kugeln Stevia
- 2 Tassen heiße Mandelmilch
- 4 Esslöffel Kürbispüree

Wegbeschreibungen

1. Butter bei geringer Hitze in einer kleinen Pfanne erhitzen und leicht braun lassen.
2. Brauen Sie zwei Schüsse Espresso und rühren Sie in der Stevia.
3. Gebräunte Butter zusammen mit Kürbispüree und heißer Mandelmilch hinzufügen.
4. Mischen Sie für etwa 10 Sekunden auf hoch und gießen Sie in 2 Tassen zu dienen.

Ernährungsmenge pro Portion

Kalorien 227

Gesamtfett 22.6g 29% gesättigtes Fett 18.3g 92%

Cholesterin 31mg 10%

Natrium 93mg 4%

Kohlenhydrate insgesamt 4.5g 2% Ballaststoffe 0.9g
3%

Gesamtzucker 1g, Protein 1.5g

Basilikum Parmesan Tomaten

Serviert: 6Prep Zeit: 30 min Zutaten

- 1/2 Teelöffel getrockneter Oregano

- 4 Roma-Tomaten

- Gewürze: Zwiebelpulver, Knoblauchpulver, Meersalz und schwarzer Pfeffer

- 1/2 Tasse Parmesankäse, geschreddert

- 12 kleine frische Basilikum-

blätter Anfahrt

1. Den Ofen auf 4250F vorheizen und ein Backblech leicht einfetten.
2. Getrockneten Oregano, Zwiebelpulver, Knoblauchpulver, Meersalz und schwarzen Pfeffer in einer kleinen Schüssel vermischen.
3. Die Tomatenscheiben auf einem Backblech anrichten und mit der Würzmischung bestreuen.
4. Top mit Parmesan-Käse und Basilikumblättern und in den Ofen geben.
5. Etwa 20 Minuten backen und aus dem Ofen nehmen, um es zu servieren.

Ernährungsmenge pro Portion

Kalorien 49

Gesamtfett 2.2g 3%

Gesättigte Fettsäuren

1.4g 7%

Cholesterin 7mg 2%

Natrium 91mg 4%

Kohlenhydrate insgesamt 4.3g
2%

Ballaststoffe 1.2g 4%

Zucker insgesamt 2.4g

Cholesterin 0mg 0%

Natrium 3mg 0%

Kohlenhydrate insgesamt 10g
4%

Ballaststoffe 5.6g 20% Gesamtzucker 4.9g

Protein 1.7g

Gebratene würzige Knoblauch AuberginenScheiben

Serviert: 4

Vorbereitungszeit:

35 min Zutaten

- 2 Esslöffel Olivenöl

- 1 Aubergine, in Runden geschnitten

- 1 Teelöffel Knoblauchpulver

- Salz und Paprika

- 1/2 Teelöffel Italienische Ge-

würzanfahrt

2.   Den Ofen auf 4000F vorheizen und ein Backblech mit Pergamentpapier auslegen.
3.   Die Auberginenscheiben auf einem Backblech anrichten und mit Olivenöl beträufeln.
4.   Mit italienischer Würze, Knoblauchpulver, Salz und Paprika abschmecken.
5.   In den Ofen geben und ca. 25 Minuten backen.
6.   Aus dem Ofen nehmen und heiß servieren.

Nährwert pro Portion Kalorien 123

Fett insgesamt 9.7g 12%

Gesättigte Fettsäuren 1.4g 7%

Buttery Beef Curry

Serviert: 2

Vorbereitungszeit: 30 Min.

Zutaten

- 1/2 Tasse Butter
- 1/2 Pfund Gras gefüttert Esbein
- 1/2 Pfund Zwiebeln
- Salz und rotes Chilipulver, nach Geschmack
- 1/2 Pfund Sellerie, gehackt

Wegbeschreibungen

1. Etwas Wasser in einen Schnellkochtopf geben und alle Zutaten hinzufügen.
2. Verriegeln Sie den Deckel und kochen Sie auf Hochdruck für ca. 15 Minuten.
3. Lassen Sie den Druck natürlich los und verteilen Sie das Curry in eine Schüssel zum Servieren.

Ernährungsmenge pro Portion

Kalorien 450

Gesamtfett 38.4g 49% gesättigte Fettsäuren 22.5g

113% Cholesterin 132mg 44%

Natrium 340mg 15%

Kohlenhydrate insgesamt 9.8g 4% Ballaststoffe

3.1g 11% Gesamtzucker 4.3g

Protein 17.2g

Gebackene Mini

Bell Peppers

Serviert: 4

Vorbereitungszeit: 30 Min.

Zutaten

- 1 Unzen Chorizo, luftgetrocknet und dünn geschnitten
- 8 Unzen Mini-Paprika, in Längsrichtung in Scheiben geschnitten
- 8 Unzen Frischkäse
- 1 Tasse Cheddar-Käse, geschreddert
- 1 Esslöffel milde Chipotle Paste

Wegbeschreibungen

1. Den Ofen auf 4000F vorheizen und eine große Backform einfetten.
2. Frischkäse, Chipotlepaste, Paprika und Chorizo in einer kleinen Schüssel vermischen.
3. Rühren Sie die Mischung, bis sie glatt ist und auf die Backform übertragen.
4. Top mit Cheddar-Käse und in den Ofen geben.
5. Etwa 20 Minuten backen, bis der Käse goldbraun ist

und auf einen Teller geben.

Ernährungsmenge pro Portion

Kalorien 364

Gesamtfett 31.9g 41% gesättigte Fettsäuren

19.4g 97% Cholesterin 98mg 33%

Natrium 491mg 21%

Gesamt kohlenhydratreiche 6g 2% Ballaststoffe

0.7g 2% Gesamtzucker 2.9g

Protein 13.8g

FRÜHSTÜCK REZEPTE

Köstliche Tofu

Fries

Gesamtzeit: 50 Minuten Serviert: 4

Zutaten:

- 15 oz fester Tofu, entwässert, gepresst und in lange Streifen geschnitten
- 1/4 TL Knoblauchpulver
- 1/4 TL Zwiebelpulver
- 1/4 TL Cayennepfeffer
- 1/4 TL Paprika
- 1/2 TL Oregano
- 1/2 TL Basilikum
- 2 EL Olivenöl
- Pfeffer
- Salz

Irektionen:

1. Den Ofen auf 190 C/ 375 F vorheizen.
2. Alle Zutaten in die große Rührschüssel geben und gut werfen.
3. Marinierte Tofustreifen auf ein Backblech legen

44

und im vorgeheizten Ofen 20 Minuten backen.

4. Tofu-Streifen auf die andere Seite drehen und weitere 20 Minuten backen.

5. Servieren und genießen.

Nährwert (Menge pro Portion): Kalorien 137; Fett 11,5 g; Kohlenhydrate 2.3

g; Zucker 0,8 g; Protein 8,8 g; Cholesterin 0 mg

SCHWEINE- UND RINDFLEISCH

Senf Rindfleisch

Steaks

Serviert: 4

Vorbereitungszeit: 40 Min.

Zutaten

- 2 Esslöffel Butter

- 2 Esslöffel Dijon Senf

- 4 Rindersteaks

- Salz und schwarzer Pfeffer, nach Geschmack

- 1 Esslöffel frischer Rosmarin, grob gehackt

Wegbeschreibungen

1. Die Rindersteaks mit Dijon-Senf, frischem Rosmarin, Salz und schwarzem Pfeffer ca. 2 Stunden marinieren.

2. Die Butter und die marinierten Rindersteaks in eine Antihaftpfanne geben.

3. Deckel abdecken und ca. 30 Minuten bei mittlerer Hitze kochen.

4. Abspeisen, wenn sie vollständig gekocht sind und heiß servieren.

Ernährungsmenge pro Portion

Kalorien 217

Gesamtfett 11.5g 15% gesättigtes Fett 5.7g 29%

Cholesterin 91mg 30%

Natrium 186mg 8%

Gesamtkohlenhydrat e 1g 0% Ballaststoffe 0.6g

2% Gesamtzucker 0.1g

Protein 26.3g

FISCHREZEPTE

Kabeljau

Kokoscurry

Serviert: 6

Vorbereitungszeit: 35 Min.

Zutaten

- 1 Zwiebel, gehackt
- 2 Pfund Kabeljau
- 1 Tasse trockene Kokosnuss, gehackt
- Salz und schwarzer Pfeffer, nach Geschmack
- 1 Tasse frischer Zitronensaft

Wegbeschreibungen

1. Den Kabeljau zusammen mit allen anderen Zutaten in einen Schnellkochtopf geben.
2. Fügen Sie 2 Tassen Wasser hinzu und bedecken Sie den Deckel.
3. Kochen Sie auf Hochdruck für etwa 25 Minuten und natürlich den Druck loslassen.
4. Öffnen Sie den Deckel und speisen Sie das Curry aus, um heiß zu servieren.

Ernährungsmenge pro Portion

Kalorien 223

Gesamtfett 6.1g 8% gesättigte Fettsäuren 4.5g 23%

Cholesterin 83mg 28%

Natrium 129mg 6%

Kohlenhydrate insgesamt 4.6g 2% Ballaststoffe 1.8g 6%

Gesamtzucker 2.5g Protein 35.5g

Gesunder Chia-
Mandel Pudding

Gesamtzeit: 10 Minuten Serviert: 2

Zutaten:

- 1/2 TL Vanilleextrakt

- 1/4 TL Mandelextrakt

- 2 EL gemahlene Mandeln

- 1 1/2 Tassen ungesüßte Mandelmilch

- 1/4 Tasse Chia Samen

Wegbeschreibungen:

1. Chia-Samen in Mandelmilch geben und 1 Stunde einweichen.

2. Chia-Samen und Mandelmilch in den Mixer geben.

3. Fügen Sie die restlichen Zutaten in den Mixer und mischen, bis glatt und cremig.

4. Servieren und genießen.

Nährwert (Menge pro Portion): Kalorien 138; Fett 10,2 g; Kohlenhydrate 6 g;
Zucker 0,5 g; Protein 5,1 g; Cholesterin 0 mg;

HÜHNER- UND GEFLÜGELREZE PTE

Gebratenes Huhn

mit Herbed

Butter

Serviert: 6

Vorbereitungszeit: 30 Min.

Zutaten

- 1 Esslöffel Knoblauchpaste

- 6 Hühnerbeine

- 4 Tassen Wasser

- Salz, nach Geschmack

- 4 Esslöffel Kräuterbutter

Wegbeschreibungen

1. Die Hähnchenschenkel mit Salz würzen und mit Knoblauchpaste vermischen.

2. Legen Sie ein Rack in einen elektrischen Schnellkochtopf und fügen Sie Wasser hinzu.

3. Legen Sie die marinierten Hähnchenstücke auf das Rack und verriegeln Sie den Deckel.

4. Kochen Sie mit hohem Druck für etwa 15 Minuten.

5. Natürlich den Druck loslassen und in einer Platte austeilen.

6. Die Butter auf die Hühnerbeine verteilen und servieren.

Ernährungsmenge pro Portion

Kalorien 304

Gesamtfett 12.7g 16% gesättigte Fettsäuren 3.8g

19% Cholesterin 137mg 46%

Natrium 177mg 8%

Kohlenhydrate insgesamt 0.7g 0% Ballaststoffe 0g 0%

Zucker insgesamt 0,1 g

Protein 44g

Gemüsesalat

Gesamtzeit: 15 Minuten Serviert: 6

Zutaten:

- 2 Tassen Blumenkohl Blüten

- 2 Tassen Karotten, gehackt

- 2 Tassen Kirschtomaten, halbiert

- 2 EL Schalotten, gehackt

- 1 Paprika, entkernt und gehackt

- 1 Gurke, entkernt und gehackt

- Zum Ankleiden:

- 2 Knoblauchzehen, gehackt

- 1/2 Tasse Rotweinessig

- 1/2 Tasse Olivenöl

- Pfeffer

- Sal

Wegbeschreibungen:

1. In einer kleinen Schüssel alle Dressing-Zutaten kombinieren.

2. Alle Salatzutaten in die große Schüssel geben und gut werfen.

3. Dressing über Salat gießen und gut werfen.

4. Salatschüssel 4 Stunden in den Kühlschrank stellen.

5. Servieren Sie gekühlt und genießen.

Nährwert (Betrag pro Portion): Kalorien 200; Fett 17,1 g; Kohlenhydrate 12.1

g; Zucker 6,1 g; Protein 2,2 g; Cholesterin 0 mg;

Köstliche

Kohlsteaks

Gesamtzeit: 1 Stunde 10 Minuten

Serviert: 6

Zutaten:

- 1 mittlerer Kohlkopf, Scheibe 1" dick
- 2 EL Olivenöl
- 1 EL Knoblauch, gehackt
- Pfeffer
- Salz

Wegbeschreibungen:

1. In einer kleinen Schüssel Knoblauch vermischen und Olivenöl.

2. Knoblauch und Olivenöl auf beiden Seiten von kohlenschnitten emfrischen.

3. Kohlscheiben mit Pfeffer und Salz würzen.

4. Kohlscheiben auf ein Backblech legen und bei 350 F/ 180 C 1 Stunde backen. Nach 30 Minuten drehen.

5. Servieren und genießen.

Nährwert (Menge pro Portion): Kalorien 72; Fett 4,8 g; Kohlenhydrate 7,4 g;

Zucker 3,8 g; Protein 1,6 g; Cholesterin 0 mg;

Blumenkohl

Spargelsuppe

Gesamtzeit: 30 Minuten Serviert: 4

Zutaten:

- 20 Spargelspieße, gehackt
- 4 Tassen Gemüsebrühe
- 1/2 Blumenkohlkopf, gehackt
- 2 Knoblauchzehen, gehackt
- 1 EL Kokosöl
- Pfeffer
- Salz

Wegbeschreibungen:

1. Kokosöl in einem großen Topf bei mittlerer Hitze erhitzen.
2. Knoblauch hinzufügen und anbraten, bis erweicht ist.
3. Blumenkohl, Gemüsebrühe, Pfeffer und Salz zugeben. Gut umrühren und zum Kochen bringen.
4. Reduzieren Sie die Hitze auf niedrig und köcheln Sie 20 Minuten lang.
5. Gehackten Spargel dazugeben und kochen, bis

erweicht ist.

6. Die Suppe mit einem Tauchmixer pürieren, bis sie glatt und cremig ist.

7. Gut umrühren und warm servieren.

Nährwert (Menge pro Portion): Kalorien 74; Fett 5,6 g; Kohlenhydrate 8,9 g;

Zucker 5,1 g; Protein 3,4 g; Cholesterin 2 mg;

Kräuter Spaghetti Squash

Gesamtzeit: Minuten Serviert: 4

Zutaten:

- 4 Tassen Spaghetti Squash, gekocht
- 1/2 TL Pfeffer
- 1/2 TL Salbei
- 1 TL getrocknete Petersilie
- 1 TL getrockneter Thymian
- 1 TL getrockneter Rosmarin
- 1 TL Knoblauchpulver
- 2 EL Olivenöl
- 1 TL Salz

Wegbeschreibungen:

1. Den Ofen auf 350 F/ 180 C vorheizen.
2. Fügen Sie alle Zutaten in die Mischschüssel und gut mischen, um zu kombinieren.
3. Schüsselmischung in den Ofen geben und im vorgeheizten Ofen 15 Minuten kochen.
4. Gut umrühren und servieren.

Nährwert (Menge pro Portion): Kalorien 96; Fett 7,7 g;

Kohlenhydrate 8,1 g;

Zucker 0,2 g; Protein 0,9 g; Cholesterin 0 mg;

DESSERT-REZEPTE

Mandelbutter

Brownies

Gesamtzeit: 30 Minuten Serviert: 4

Zutaten:

- 1 Scoop Proteinpulver
- 2 EL Kakaopulver
- 1/2 Tasse Mandelbutter, geschmolzen
- 1 Tasse Bananen, überreif

Wegbeschreibungen:

1. Den Ofen auf 350 F/ 176 C vorheizen.
2. Spray Brownie Tablett mit Kochspray.
3. Fügen Sie alle Zutaten in den Mixer und mischen, bis glatt.
4. Teig in die vorbereitete Schale geben und im vorgeheizten Ofen 20 Minuten backen.
5. Servieren und genießen.

Nährwert (Menge pro Portion): Kalorien 82; Fett 2,1 g; Kohlenhydrate 11.4
g; Protein 6,9 g; Zucker 5 g; Cholesterin 16 mg;

FRÜHSTÜCK REZEPTE

Frühstück Pizza

Vielleicht möchten Sie einfach nur zum Frühstück mit dieser brillant gefüllten Pizza zu Abend essen. Natürlich kann man es immer zu jeder Tageszeit schaffen.

Gesamtvorbereitungs- & Garzeit: 45 Minuten Niveau: Zwischenstufe

Macht: 10 Slices

Protein: 5 Gramm Netto Kohlenhydrate: 3

Gramm Fett: 8 Gramm

Zucker: 1 Gramm

Kalorien: 121

Was Sie brauchen:

Für die Kruste:

- 6 große Eier weiß
- 1/2 Tasse Kokosmehl
- 8 Unzen Kokosmilch, ungesüßt
- 2 TL Knoblauchpulver
- 1 TL Zwiebelpulver
- 2 TL italienische Würze
- 1/2 TL Backpulver

Für die Beläge:

- 1 EL natives Olivenöl extra

61

- 3 große Eier

- 1 Tomate, dünn geschnitten

- 8 Unzen BabySpinat

- 1/2 TL Paprika, geschändet

Schritte:

1. Stellen Sie den Ofen auf die Temperatur von 375° Fahrenheit auf Wärme. Bedecken Sie ein großes flaches Blech mit Backfutter.

2. In einer Mischform Kokosmilch, Eiweiß und Kokosmehl vermischen, bis sie kombiniert sind.

3. Gewürz mit italienischer Würze, Knoblauchpulver und Zwiebelpulver.

4. Verteilen Sie den Teig gleichmäßig auf dem vorbereiteten Flachblech in einem Rechteck.

5. Ca. 15 Minuten erhitzen, bis sie knusprig sind und entfernen.

6. Reduzieren Sie die Ofentemperatur auf 350° Fahrenheit.

7. Während noch warm, bürsten Sie das Olivenöl

   auf die gesamte Kruste.

8. Spinat und Tomaten auf die Kruste schichten. Brechen Sie die Eier und gießen Sie auf der Oberseite sorgfältig. Schließlich mit dem roten Pfeffer stauben.

9. Weitere 12 Min. erhitzen, bis die Eier vollständig gebacken sind und entfernen.

10. In 10 Abschnitte schneiden und warm servieren.

LUNCH RECIPES

Avocado Hühnersalat

Genießen Sie diese bunte Mischung aus dem üblichen Hühnersalat, der wenig Kohlenhydrate und Kalium. Ihr Herz wird Ihnen danken.

Gesamtvorbereitungs- & Garzeit: 15 Minuten Level: Anfänger

Macht: 4 Helpings

Protein: 14 Gramm Netto Kohlenhydrate:

0,4 Gramm Fett: 2 Gramm

Zucker: 0 Gramm

Kalorien: 74

Was Sie brauchen:

- 12,5 Unzen Hühnerkonserven, entwässert und geschreddert
- 1 große Avocado
- 8 Unzen Koriander, gehackt
- 1/4 TL Salz
- 8 Unzen Sellerie, gehackt
- 1/8 TL Pfeffer

Schritte:

1. Die Avocado mit einem Lebensmittelmixer ca. eine halbe

Minute zerkleinern. Kombinieren Sie das Huhn, Salz, gehackte Koriander, gehackten Sellerie, und Pfeffer und Puls, bis in die eingearbeitet.

2. Auf eine Servierplatte geben und genießen.

Variationstipp:

Anstelle von Dosenhuhn können Sie die gleiche Menge an Rotisserie-Huhn verwenden. Sie können essen, wie es ist, auf ein Blatt Salat oder eine Scheibe Low Carb Brot legen.

Blumenkohl

Zucchini Fritters

Gesamtzeit: 15 Minuten Serviert: 4

Zutaten:

- 3 Tassen Blumenkohl Blüten
- 1/4 TL schwarzer Pfeffer
- 1/4 Tasse Kokosmehl
- 2 mittelgroße Zucchini, gerieben und gepresst
- 1 EL Kokosöl
- 1/2 TL Meersalz

Wegbeschreibungen:

1. Dampf Blumenkohl blüten für 5 Minuten.
2. Blumenkohl in die Küchenmaschine geben und verarbeiten, bis er wie Reis aussieht.
3. Alle Zutaten außer Kokosöl in die große Schüssel geben und mischen, bis sie gut kombiniert sind.
4. Machen Sie kleine runde Patties aus der Mischung und beiseite stellen.
5. Kokosöl in einer Pfanne bei mittlerer Hitze erhitzen.
6. Patties auf die Pfanne legen und auf jeder Seite 3-4 Minuten kochen.
7. Servieren und genießen.

Nährwert (Menge pro Portion): Kalorien 68; Fett 3,8 g;
Kohlenhydrate 7,8 g;
Zucker 3,6 g; Protein 2,8 g; Cholesterin 0 mg;

ABENDESSEN REZEPTE

Huhn Kebab

Wenn Sie Ihre Zähne in diese würzige Shawarma versenken, werden Sie nicht das Brot vermissen, das mit ihm kam.

Gesamtvorbereitungs- & Garzeit: 45 Minuten plus 2 Stunden zum Marinieren

Level: Anfänger macht: 4 Helpings

Protein: 35 Gramm Netto Kohlenhydrate: 1

Gramm Fett: 16 Gramm

Zucker: 0 Gramm

Kalorien: 274

Was Sie brauchen:

Für das Huhn:

- 21 Unzen knochenlose Hähnchenbrust oder Oberschenkel
- 2/3 TL gemahlener Koriander
- 6 TL Olivenöl
- 2/3 TL gemahlener Kreuzkümmel
- 1/3 TL gemahlener Cayennepfeffer
- 2/3 TL gemahlener Kardamom
- 1/3 TL Knoblauchpulver
- 2/3 TL gemahlener Kurkuma

- 1/3 TL Zwiebelpulver

- 2 TL Paprikapulver

- 1 TL Salz

- 4 TL Zitronensaft

- 1/8 TL Pfeffer

Für die Tahini-Sauce:

- 4 TL Olivenöl

- 2 EL Wasser

- 1/3 TL Salz

- 4 TL Tahini-Paste

- 2 TL Zitronensaft

- 1 Knoblauchzehe, gehackt

Schritte:

1. Mit einem Gummikratzer, mischen Sie den Koriander, Olivenöl, Kreuzkümmel, Cayennepfeffer, Kardamom, Knoblauchpulver, Kurkuma, Zwiebelpulver, Paprikapulver, Salz, Zitronensaft und Pfeffer in einer großen Deckelwanne.

2. Legen Sie das Huhn innen und arrangieren, so dass sie vollständig von der Flüssigkeit bedeckt sind.

3. Mindestens 2 Stunden marinieren, wenn nicht über Nacht.

4. Heizen Sie Ihren Grill vor, um bei 500° Fahrenheit zu erhitzen.

5. Nehmen Sie das Huhn von der Marinade und grillen Sie über den Flammen für ca. 4 Minuten, bevor Sie auf die andere Seite kippen.

6. Grillen Sie, bis sie auf beiden Seiten gebräunt sind, und verwenden Sie ein Fleischthermometer, um sicherzustellen, dass es eine gleichmäßige 160° Fahrenheit ist.

7. Das Huhn auf einen Teller bringen und ca. 10 Minuten abkühlen lassen.

8. In einem kleinen Gericht, mischen Sie das Olivenöl, Wasser, Salz, Tahini-Paste, Zitrone und gehackten Knoblauch, bis eine glatte Konsistenz.

9. Das Huhn in Scheiben schneiden und mit der Sauce servieren und genießen!

Backtipps:

1. Wenn Sie keinen Grill besitzen, können Sie diese Mahlzeit auf dem Herd braten. Sobald das Huhn mariniert ist, lösen Sie einen Esslöffel Butter oder Kokosöl in einer Antihaftpfanne auf. Braten Sie das Huhn auf jeder Seite für ca. 4 Minuten.

2. Das Huhn backen ist eine weitere Option. Stellen Sie die Temperatur des Ofens auf 400° Fahrenheit ein und rösten Sie ca. 20 Minuten.

Variationstipp:

1. Wenn Sie einen Kick zu Ihrem Huhn mögen, können Sie mehr Cayennepfeffer zu Ihrem bevorzugten Geschmack

hinzufügen.

Kürbisriegel

Serviert: 16

Zubereitungszeit: 10 Minuten Kochzeit: 28 Minuten

Zutaten:

- 2 Eier

- 1 1/2 TL Kürbiskuchen Gewürz

- 1/2 TL Backpulver

- 1 TL Backpulver

- 1/4 Tasse Kokosmehl

- 8 Oz Kürbispüree

- 1/2 Tasse Kokosöl, geschmolzen

- 1/3 Tasse Swerve

- Prise Salz

Wegbeschreibungen:

1. Den Ofen auf 350 F/ 180 C vorheizen.

2. 9* 9 Zoll Backform mit Kochspray besprühen und beiseite stellen.

3. In einer Schüssel Eier, Süßungsmittel, Kokosöl, Kürbiskuchengewürz und Kürbispüree bis gut kombiniert.

4. In einer anderen Schüssel Kokosmehl, Backpulver, Backpulver und Salz vermischen.

5. Kokosmehlmischung in die Eiermischung geben und gut vermischen.

6. Barmischung in die vorbereitete Backform gießen und gleichmäßig verteilen.

7. Im vorgeheizten Ofen 28 Minuten backen.

8. Vollständig abkühlen lassen, dann in Scheiben schneiden und servieren.

Pro Portion: Netto Kohlenhydrate: 1.1g; Kalorien: 73; Gesamtfett: 7.5g; Gesättigte Fettsäuren: 6.1g

Protein: 0,9 g; Kohlenhydrate: 1.6g; Faser: 0.5g; Zucker: 0.5g; Fett 90% / Protein 4% / Kohlenhydrate 6%

Kuchen

Kürbis-Käsekuchen

Serviert: 8

Zubereitungszeit: 15 Minuten Kochzeit: 1 Stunde 10
Minuten

Zutaten:

Für Crust:

- 1/2 Tasse Mandelmehl
- 1 EL Swerve
- 1/4 Tasse Butter, geschmolzen
- 1 EL Leinsamenmehl

Zum Füllen:

- 3 Eier
- 1/2 TL gemahlener Zimt
- 1/2 TL Vanille
- 2/3 Tasse Kürbispüree
- 15,5 Unzen Frischkäse
- 1/4 TL gemahlene Muskatnuss
- 2/3 Tasse Swerve
- Prise Salz

Wegbeschreibungen:

1. Den Ofen auf 300 F / 150 C vorheizen.

2. 9-Zoll-Federformpfanne mit Kochspray besprühen. Beiseite.

3. Für Crust: In einer Schüssel Mandelmehl, Schwenk, Leinsamenmehl,

   und Salz.

4. Geschmolzene Butter hinzufügen und gut mischen, um sie zu kombinieren.

5. Krustenmischung in die vorbereitete Pfanne geben und mit der Fingerspitze gleichmäßig nach unten drücken.

6. 10-15 Minuten backen.

7. Aus dem Ofen nehmen und 10 Minuten abkühlen lassen.

8. Für die Käsekuchenfüllung: In einer großen Schüssel Frischkäse bis glatt und cremig schlagen.

9. Eier, Vanille, Schwenk, Kürbispüree, Muskatnuss, Zimt und Salz zugeben und rühren, bis sie gut kombiniert sind.

10. Käsekuchenteig in die vorbereitete Kruste gießen und gleichmäßig verteilen.

11. 50-55 Minuten backen.

12. Käsekuchen aus dem Ofen nehmen und vollständig abkühlen lassen.

13. Käsekuchen 4 Stunden im Kühlschrank aufstellen.

14. Scheiben und servieren.

Pro Portion: Netto Kohlenhydrate: 3.9g; Kalorien: 320

Gesamtfett: 30.4g; Gesättigte Fettsäuren: 16.6g

Protein: 8.2g; Kohlenhydrate: 5.6g; Faser: 1.7g; Zucker: 1.2g; Fett
86% / Protein 10% / Kohlenhydrate 4%

SÜßIGKEITEN: ANFÄNGER

Schokoladen-Süßigkeiten

Serviert: 10

Zubereitungszeit: 5 Minuten Kochzeit: 10 Minuten

Zutaten:

- 1/2 Tasse Kokosöl
- 1/2 Tasse ungesüßtes Kakaopulver
- 1/2 Tasse Mandelbutter
- 1 EL Stevia
- 1/2 EL Meersalz

Wegbeschreibungen:

1. Kokosöl und Mandelbutter in einem Topf und bei mittlerer Hitze schmelzen.
2. Kakaopulver und Süßstoff zugeben und gut umrühren.
3. Pfanne von der Hitze nehmen und 5 Minuten abkühlen lassen.
4. Topfmischung in Silikon-Süßigkeitenform gießen und 15 Minuten oder bis zum Set in den Kühlschrank stellen.
5. Servieren und genießen.

Pro Portion: Net Carbs: 1g; Kalorien: 109; Gesamtfett: 11.9g; Gesättigte Fettsäuren: 9.8g

Protein: 1g; Kohlenhydrate: 2.5g; Faser: 1.5g; Zucker: 0.1g; Fett 98% / Protein 1% / Kohlenhydrate 1%

COOKIES: ANFÄNGER

Knusprige Shortbread Cookies

Serviert: 6

Zubereitungszeit: 10 Minuten Kochzeit: 10 Minuten

Zutaten:

- 1 1/4 Tasse Mandelmehl
- 1/2 TL Vanille
- 3 EL Butter, weich
- 1/4 Tasse Swerve
- Prise Salz

Wegbeschreibungen:

1. Den Ofen auf 350 F/ 180 C vorheizen.
2. In einer Schüssel Mandelmehl, Schwenken und Salz vermischen.
3. Vanille und Butter hinzufügen und mischen, bis Teig gebildet wird.
4. Machen Sie Kekse aus Mischung und legen Sie auf einem Backblech.
5. Im vorgeheizten Ofen 10 Minuten backen.
6. Vollständig abkühlen lassen und dann servieren.

Pro Portion: Netto Kohlenhydrate: 2.6g; Kalorien: 185; Gesamtfett: 17.4g; Gesättigte Fettsäuren: 4.5g

Protein: 5.1g; Kohlenhydrate: 5.1g; Faser: 2.5g; Zucker: 0.9g; Fett 84% / Protein 11% / Kohlenhydrate 5%

UNGEWÖHNLICHE LECKERE MEAL RECIPES

Auberginen-Burger

Diese chinesische Mahlzeit wird eine anständige Menge an Farbe zu Ihrem Esstisch hinzufügen und wird Ihre Muskeln nach dem Training aufbauen.

Gesamtvorbereitungs- & Garzeit: 40 Minuten

Stufe: Anfänger

Macht: 4 Helpings

Protein: 26 Gramm Netto

Kohlenhydrate: 6 Gramm Fett: 5

Gramm

Zucker: 0 Gramm

Kalorien: 205

Was Sie brauchen:

Für die Burger:

- 1/2 Lb. gemahlenes Schweinefleisch
- 2 japanische Auberginen
- 1/8 TL Pfeffer
- 2 EL Zwiebelpulver
- 1 EL Ingwer, gehackt
- 2 EL Tamarisauce, glutenfrei
- 1 TL Salz

- Dampftopf

Für die Sauce:

- 4 Knoblauchzehen, gehackt
- 1 TL geröstetes Sesamöl
- 4 EL Tamarisauce, glutenfrei
- 1/2 TL Apfelessig

Schritte:

1. Schneiden Sie die Aubergine in Abschnitte von etwa einem Zoll dicke. Machen Sie eine Scheibe, um sie wie ein offenes Brötchen zu machen, aber nicht den ganzen Weg durch schneiden.

2. Verwenden Sie einen Lebensmittelmixer, um den Ingwer, gemahlenes Schweinefleisch, Salz, Zwiebelpulver, Tamari-Sauce und Salz zu peitschen, bis sie vollständig kombiniert werden.

3. Löffel die Mischung gleichmäßig in die 4 Abschnitte der Auberginen.

4. Die Burger auf einen Dampfer geben und ca. 20 Minuten kochen lassen.

5. In der Zwischenzeit in einem Glas Serviergericht, mischen Sie den Knoblauch, geröstetes Sesamöl, Tamari-Sauce und Apfelessig glatt.

6. Die Burger aus dem Dampfer nehmen und auf eine Servierplatte legen.

7. Sofort mit der Tauchsauce servieren und genießen!

Variationstipp:

Anstatt Tamari-Sauce zu verwenden, können Sie alternativ 1/4 Tasse Kokos-Aminos ersetzen.

Anfänger:

Köstlicher

Ricotta-Kuchen

Serviert: 8

Zubereitungszeit: 10 Minuten Kochzeit: 45 Minuten

Zutaten:

- 2 Eier
- 1/2 Tasse Erythritol
- 1/4 Tasse Kokosmehl
- 15 oz Ricotta
- Prise Salz

Wegbeschreibungen:

1. Den Ofen auf 350 F/ 180 C vorheizen.
2. 9-Zoll-Backform mit Kochspray besprühen und beiseite stellen.
3. In einer Schüssel Eier bestreuen.
4. Fügen Sie die restlichen Zutaten hinzu und mischen Sie, bis gut kombiniert.
5. Teig in vorbereiteter Backform transferieren.

6. Im vorgeheizten Ofen 45 Minuten backen.

7. Backform aus dem Ofen nehmen und vollständig abkühlen lassen.

8. Schneiden und servieren.

Pro Portion: Netto Kohlenhydrate: 2.9g; Kalorien: 91; Gesamtfett: 5.4g; Gesättigte Fettsäuren: 3g

Protein: 7.5g; Kohlenhydrate: 3.1g; Faser: 0.2g; Zucker: 0.3g; Fett 55% / Protein 33% / Kohlenhydrate 12%

SNACK-
REZEPTE

Schokolade

Brownie Cookies

Chewy und Chocolaty, können Sie nicht schief gehen mit diesem
Mittags- oder Nachmittagssnack zu heilen
Ihre süßen Zahnheißgelüste.

Gesamtvorbereitungs- & Garzeit: 25 Minuten Level: Anfänger

Macht: 6 Cookies

Protein: 2 Gramm

Netto Kohlenhydrate: 1,2 Gramm Fett: 5 Gramm

Zucker: 0 Gramm

Kalorien: 53

Was Sie brauchen:

- 1 Ei, geschlagen

- 2 1/3 EL Kakaopulver

- 1 Unzen Frischkäse weich

- 2 Unzen. Swerve Süßungsmittel

- 1/3 TL Backpulver

- 2 EL Mini dunkle Schokoladenchips, ungesüßt

Schritte:

1. Stellen Sie Ihren Herd so ein, dass er auf eine Temperatur von 350° Fahrenheit vorwärmt. Bedecken Sie ein flaches Blatt mit Backfutter und zur Seite gestellt.

2. In einem Lebensmittelmixer den Frischkäse, Swerve, Backpulver, Kakaopulver und Ei peitschen, bis alle Klumpen entfernt sind.

3. Verwenden Sie einen Gummikratzer, um 1

   Esslöffel der Mini-Schokoladenchips.

4. Löffeln Sie den Teig in kleinen Hügeln auf die vorbereitete Pfanne. Drücken Sie die Oberteile, um abzuflachen und mit dem restlichen Esslöffel Mini-Schokolade-Chips zu stauben.

5. Im Ofen ca. 12 Minuten erhitzen und an den Tresen entfernen.

6. Warten Sie etwa 10 Minuten, bevor Sie aus dem Cookie-Blatt entfernen und genießen!

GEFRORENES DESSERT: ANFÄNGER

Perfekte Minze Eiscreme

Serviert: 8

Zubereitungszeit: 10 Minuten Kochzeit: 45 Minuten

Zutaten:

- 1 Eigelb
- 1/4 TL Pfefferminzextrakt
- 1/2 Tasse Erythritol
- 1 1/2 Tassen schwere Schlagsahne

Wegbeschreibungen:

1. Fügen Sie alle Zutaten in die Schüssel und mischen, bis gut kombiniert.

2. Eismischung in die Eismaschine gießen und Eis nach den Maschinenanweisungen rühren.

3. Servieren und genießen.

Pro Portion: Netto Kohlenhydrate: 0.7g; Kalorien: 85; Gesamtfett: 8.9g; Gesättigte Fettsäuren: 5.4g

Protein: 0.8g; Kohlenhydrate: 0.7g; Faser: 0g; Zucker: 0.1g; Fett 94% /

Protein 3% / Kohlenhydrate 3%

FRÜHSTÜCK REZEPTE

Chile Kuchen

Füllung

Alles aus: 20 min Vorbereitung: 5 min

Latent: 5 min

Koch: 10 min

Ertrag: 4 Portionen

Zutaten

- 1/2 Tassen natriumarmer Hühnerbrühe

- 4 Esslöffel Margarine

- 2 Tassen erstarrte Aromamischung: geschlitzte Zwiebel, grüne und rote Pfeffermischung (verordnet: PictSweet)

- 1 Teelöffel Paprikatropfen

- 1 (6-Unze) Box Cornbread Füllung Mischung

Richtung

1. In einer mittleren Pfanne, konsolidieren Hühnerbrühe, Margarine, Aromamischung, und paprika Tropfen. Erhitzen Sie bis zum Kochen.

2. In Füllung Mischung und Verbreitung mischen. Von Wärme vertreiben. Lassen Sie 5 Minuten stehen.

Mit Gabel aufhellen. Heiß servieren.

Anfänger:

Gesimmertes

Knoblauchbrot

Alles aus: 1 Std. 20 min

Vorbereitung: 10 min

Koch: 1 Std. 10 Min.

Ertrag: 6 bis 8 Portionen

Nährwerte:

Fett: 35 g.

Protein: 6 g.

Kohlenhydrate: 5 g.

Zutaten

- 4 Köpfe Knoblauch

- 1/3 Tasse natives Olivenöl extra

- 3 Zweige Thymian, zusätzlich zu 1 Esslöffel fein geschnitten

- Dunkles Salz und knackig gemahlener dunkler Pfeffer

- 8 Esslöffel ungesalzene Margarine (1 Stock), bei Raumtemperatur

- 1 Portion gutes, hartes Brot, in Schnitte geschnitten

Richtung

1. Masthähnchen auf 350 Grad vorheizen.

2. Von jedem Knoblauchkopf oben schneiden und die Nelken entdecken. Spot Köpfe von Knoblauch (seitlich nach oben

geschnitten), auf ein wenig Fels solide Aluminiumfolie. Olivenöl darüber gießen und mit Thymianfedern übergießen. Mit Salz und Pfeffer abschmecken. Wickeln Sie die Folie fest. In einem kleinen, ofenfesten Behälter aufstellen und erhitzen, bis die Nelken ausfliegen, ca. 60 Minuten. Aus dem Herd austreiben und abkühlen lassen.

3. Um die Nelken zu vertreiben, öffnen Sie die Folie und zerkleinern Sie den unteren Teil des Knoblauchkopfes. In einer kleinen Schüssel die Nelken zerquetschen, um einen Kleber einzurahmen. (Jetzt kann der Kleber verwendet oder in der

kühler oder kühler.)

4. Margarine und aufgeschlitzten Thymian in die Schüssel geben, mischen, um sich zu verbinden. Mit Salz und Pfeffer abschmecken.

5. Toasten Sie die beiden Seiten des Brotes, mit einem heißen Grill, Flamme Broil Gericht, oder Grill. Den gekochten Knoblauchmargarine-Kleber auf das geröstete Brot verteilen. Servieren Sie sofort.

Basil Ikon-Pesto-Brot

Komplett: 15 min

Vorbereitung: 10 min

Koch: 5 min

Ertrag: 6 Portionen

Nährwerte:

Fett: 27 g.

Protein: 4 g.

Kohlenhydrate: 3 g.

Zutaten

- 2 Tassen neue Basilikumblätter
- 1/2 Tasse Boden Parmesan oder Romano
- 1/2 Tasse Pinienkerne, geröstet
- 4 Knoblauchzehen, in der Regel gehackt
- 1/4 Teelöffel Salz
- 1/2 Tasse Olivenöl
- 1 Laib

Richtung

1. Für das Pesto, konsolidieren Sie alle Befestigungen in einem Nährverarbeiter oder Mixer. Pürieren, bis die Mischung einen glatten, dicken Kleber formt. Schneiden Sie den Laib den langen Weg auf einer Ebene. Das Pesto über die geschnittenen Seiten des Laibs verteilen und im

93

Masthähnchen anrösten, bis er frisch und brillant ist.

Abendess

Blumenkohl

Gratin

Alles aus: 50 min Vorbereitung: 20 min

Koch: 30 min

Ertrag: 4 bis 6 Portionen

Zutaten

- 1 (3-Pfund) Kopf Blumenkohl, in riesige Blüten geschnitten
- Fit Salz
- 4 Esslöffel (1/2 Stick) ungesalzene Margarine, partitioniert
- 3 Esslöffel universell handliches Mehl
- 2 Tassen heiße Milch
- 1/2 Teelöffel natürlich gemahlener dunkler Pfeffer
- 1/4 Teelöffel gemahlene Muskatnuss
- 3/4 Tasse natürlich gemahlen Gruyere, abgetrennt
- 1/2 Tasse natürlich gemahlen Parmesan
- 1/4 Tasse knusprige Brotfetzen

Richtung

1. Den Masthähnchen auf 375 Grad vorheizen.
2. Kochen Sie die Blumenkohlblüten in einem riesigen Topf mit sprudelndem Salzwasser für 5 bis 6 Minuten, bis zart und gleichzeitig fest. Kanal.

3. In der Zwischenzeit verflüssigen 2 Esslöffel des Aufstrichs in einem mittleren Topf bei geringer Wärme. Das Mehl einschließen, kontinuierlich mit einem Holzlöffel für 2 Minuten mischen. Die heiße Milch in die aufgebutterte Mehlmischung entleeren und mischen, bis sie den Siedepunkt erreicht. Blase, whisking kontinuierlich, für 1 Minute, oder bis verdickt. Aus der Wärme, gehören 1 Teelöffel Salz, der Pfeffer, Muskatnuss, 1/2 Tasse der Gruyere, und der Parmesan.

4. Gießen Sie 1/3 der Sauce auf der Basis einer 8 mal 11 mal 2-Zoll-Zubereitungsschale. Den erschöpften Blumenkohl oben aufstellen und danach den Rest der Sauce gleichmäßig darüber verteilen. Die Brotstücke mit dem Rest der 1/4 Tasse Gruyere konsolidieren und darüber streuen. Den Rest der 2 Esslöffel Margarine erweichen und über das Gratin streuen. Mit Salz und Pfeffer bestreuen. Bereiten Sie sich auf 25 bis 30 Minuten vor, bis die Oberseite sautiert ist. Heiß oder bei Raumtemperatur servieren.

LUNCH RECIPES

Cloud-Brot

Kochzeit: 30 min Ertrag: 8 Wolken

Nährwert: 37 Kalorien pro Wolke: Kohlenhydrate 0,3g, Fette 3g und Proteine 2,4g.

Zutaten:

- 1/4 TL Zahnsteincreme
- 3 Eier
- 3 EL Frischkäse

Schritte:

1. Den Ofen auf 170 C erhitzen.
2. Bereiten Sie das Backblech vor.
3. Schlagen Sie nach dem Trennen der Ei whotes aus dem York mit Tartar Creme für 2- 3 min mit einem Handmixer bis zu steifen Spitzen.
4. Eigelb und Frischkäse separat mischen.
5. Kombinieren Sie Weiß mit Dottern weich.
6. 8 Hügel formen und den Teig auf das Backblech legen, gefettet.
7. Backen Sie für 30 min.

Prosciutto, Rosmarin und Pfefferbrot

Ertrag: 1 riesige Portion, ca. 12 Portion

Zutaten

- 1 Bündel (2 1/2 Teelöffel) dynamische trockene Hefe
- 1/4 Tasse warmes (105 bis 110 Grad F) Wasser
- 2 Esslöffel zusätzliches natives Olivenöl
    - 1/2 Teelöffel Salz
    - 3/4 Teelöffel grob gebrochenen dunklen Pfeffer
    - 3 1/2 Tassen Brot oder ungebleichtes, allgemein nützliches Mehl,
    - 4 Unzen (1/4-Zoll dick) geschnitten Prosciutto, gehackt in 1/4-Zoll-Würfel
    - 1/2 Esslöffel geschlitzt knusprigen Rosmarin oder 2 Teelöffel getrockneter Rosmarin

Richtung

1. In einer riesigen Schüssel oder in der Schüssel eines felsenfesten Elektromischers die Hefe über das Wasser streuen und mischen. Lassen Sie bleiben, bis die Hefe weich, etwa 10 Minuten. Mischen, um die Hefe aufzubrechen.

2. Unter Verwendung eines Holzlöffels oder der

98

Ruderscharfen Kante des Mixers, mischen Sie das Öl, Salz und Pfeffer. Langsam genug Mehl schlagen, um eine zottelige Mischung zu machen, die die Seiten der Schüssel klärt.

3. Im Falle der Manipulation von Hand, drehen Sie den Teig auf eine zierlich bemehlte Arbeitsfläche. Manipulieren Sie den Teig, einschließlich mehr Mehl nach Bedarf, bis die Mischung glatt und vielseitig ist, etwa 10 Minuten.

4. Im Falle der Arbeit mit der Maschine, wechseln Sie auf die Teigschnabrüse und manipulieren auf mittlerer niedriger Geschwindigkeit, bis die Mischung glatt und flexibel ist, ca. 8 Minuten. Wann immer gewünscht, manipulieren Sie auf der Arbeitsfläche, um die Konsistenz zu überprüfen.

5. Gestalten Sie die Mischung in eine Kugel. Bewegen Sie den Teig in eine zart geölte riesige Schüssel. Gehen Sie, um die Mischung mit Öl zu beschichten. Mit Saran-Wrap fest verteilen. Geben Sie Standzugang einen warmen Platz, bis multipliziert in Volumen, etwa 60 Minuten.

6. Die Mischung herunterschlagen und in eine Kugel formen. Den Teig in die Schüssel zurückgeben, mit Öl beschichten, ausbreiten und aufsteigen lassen, bis er wieder multipliziert ist, etwa 45 Minuten.

7. Positionieren Sie ein Rack im Brennpunkt des Ofens und erhitzen Sie es auf 400 Grad

F. Ölen Sie ein riesiges Vorbereitungsblech.

8. Drehen Sie den Teig auf die Arbeitsfläche. Ply, kontinuierlich im Schinken und Rosmarin arbeiten. Glätten Sie den Teig in einen 12-Zoll-Kreis. Beginnend mit einem langen Ende, bewegen Sie sich nach oben Jam move Stil. Drücken Sie die Falten geschlossen. Auf einem Vorbereitungsblech, Falten Seite nach unten. Frei mit Saran-Wrap verteilen. Lassen Sie aufsteigen, bis multipliziert in Volumen, etwa 30 Minuten.

9. Mit einer scharfen Klinge, schneiden Sie 3 flache Neigung schnitt Schnitte in den höchsten Punkt des Brotes. Bereiten Sie sich vor, bis das Brot brillant dunkler ist und leer klingt, wenn sie auf den letzten, 35 bis 40 Minuten angezapft werden. Cool völlig auf einem Drahtgestell. Wann immer gewünscht, mit Aluminiumfolie umschließen und bei Raumtemperatur bis zu 8 Stunden vor dem Servieren lagern.

SNACKS REZEPTE

Anfänger: Brot

Keto Ciabatta

Zubereitungszeit: 1 Stunde Kochzeit: 30

Minuten

Portionen:8

Nährwerte:

Fett: 11 g.

Protein: 3 g.

Kohlenhydrate: 4 g.

Zutaten:

- 1 Tasse Mandelmehl
- 1/4 Tasse Psyllium Husk Pulver
- 1/2 TL Salz
- 1 TL Backpulver
- 3 EL Olivenöl
- 1 TL Ahornsirup
- 1 EL Aktive Trockenhefe
- 1 Tasse Warmwasser
- 1 EL gehackter Rosmarin

Wegbeschreibungen:

1. In einer Schüssel warmes Wasser, Ahornsirup und Hefe unterrühren. Lassen Sie für 10 Minuten.

2. In einer separaten Schüssel Mandelmehl, Psylliumschalenpulver, Salz, gehackten Rosmarin und Backpulver zusammenrühren.

3. Die Olivenöl- und Hefemischung in die trockenen Zutaten einrühren, bis sich ein glatter Teig bildet.

4. Kneten Sie den Teig, bis er glatt ist.

5. Den Teig teilen.

6. Legen Sie beide Brötchen auf ein mit Pergament ausgekleidetes Backblech. Lassen Sie für eine Stunde zu steigen.

7. Backen Sie für 30 Minuten bei 380F.

Cracker mit Flachssamen

Zubereitungszeit: 20 Minuten Kochzeit: 20 Minuten Portionen: 10

Nährwerte:

Kalorien 104 Karben insgesamt 10,8 g

Protein 3 g

Gesamtfett 5,9 g

Zutaten:

- 2 EL Leinsamen
- 1/3 Tasse Milch
- 2 EL Kokosöl
- 1 Tasse Kokosmehl
- 1/2 TL Backpulver
- 1 TL Erythritol

Wegbeschreibungen:

1. Mehl mit Backpulver, Erythritol und Leinsamen kombinieren.
2. Nach und nach Milch und Öl hinzufügen und den Teig kneten.
3. Den Teig in Plastikfolie wickeln und 15 Minuten in den Kühlschrank stellen.
4. Teilen und rollen Sie es mit einem Nudelholz etwa 0,1 Zoll dick.
5. Dreiecke ausschneiden.
6. Bei 390°F 20 Minuten backen.

DAS KETO MITTAGESSEN

Donnerstag:

Mittagessen:

Schinken und Brie

Platte

Wie ein Hoagie, aber viel besser.

Variationstipp: Das ist eine Mix-and-Match-Situation, also experimentieren Sie mit verschiedenen Käsesorten und Aufschnitt. Vorbereitungszeit: 5 Minuten Kochzeit:

Keine serviert 2

Was ist drin?

- Schinken, dünn geschnitten (9 Unzen)

- Brie-Käse (5 Unzen)

- Sardellen (2/3 Unzen

- Grünes Pesto (2 T)

- Kalamata Oliven (10 qty)

- Baby Spinat (1/6 Unze)

- Mayonnaise (.5 Tasse)

- Frische Basilikumblätter (10 qty)

The Essential Keto Diät Cookboo

Wie es gemacht wird

Zutaten mit einer Portion Mayonnaise auf einen Teller geben.

Netto kohlenhydrat: 6 Gramm Fett: 103

Gramm

Protein: 40 Gramm

Zucker: 0 Gramm

KETO BEIM ABENDESSEN

Donnerstag:

Abendessen:

Unterwegs

Hühnerflügel mit

grünen Bohnen

Wir haben uns entschieden, hier eine Essensidee zu integrieren, um zu veranschaulichen, wie Sie Ihre Keto-Mahlzeiten bauen können, wenn Sie auf Zeit gedrückt werden.

Was ist drin:

- Pecan geräucherte Hühnerflügel (gefroren, erhältlich bei WalMart)
- Marketside French Green Beans (frisch und verpackt für Microwaving, erhältlich bei Walmart.
- Wie es gemacht wird:
- Backofen auf 425 vorheizen.
- Hähnchenflügel 30-35 Minuten backen.
- Wenn Hühnerflügel fast fertig sind, legen Sie Bohnen in eine Mikrowelle in die Tasche und kochen für 2-3

Minuten.

- Bohnen herausnehmen und mit Butter oder Olivenöl sowie Salz und Pfeffer abschmecken.

- Genießen Sie mit Ihren Hühnerflügeln!

Netto kohlenhydratbemessen: 7 Gramm

1. Fett: 14 Gramm pro 4 Unzen Portion Huhn, achten Sie darauf, Butter oder Olivenöl verwendet hinzufügen

2. Protein: 14 Gramm pro 4 Unzen Portion Huhn

3. Zucker: 3 Gramm

CPSIA information can be obtained
at www.ICGtesting.com
Printed in the USA
LVHW051133110621
689903LV00005B/515

9 781802 978766